I0000011

PHTHISIE PULMONAIRE

COMMENT ON LA GUÉRIT

Par Arthur RITH

DOCTEUR EN MÉDECINE.

※

BESANÇON,

IMPRIMERIE ET LITHOGRAPHIE DE J. JACQUIN,

Grande Rue, 15, à la Vieille-Intendance.

1879.

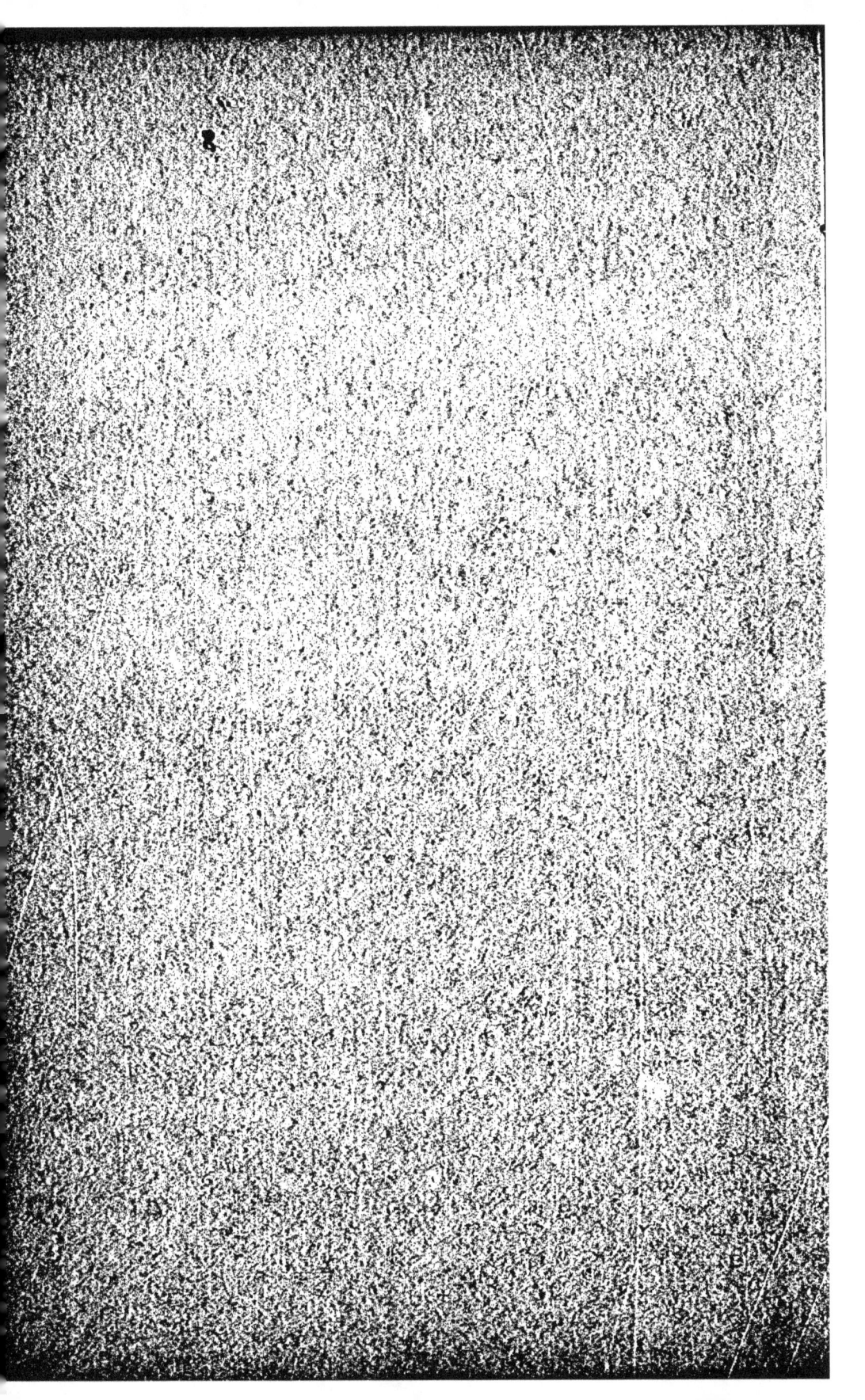

BIBLIOTHÈQUE
bonbs
191
1818

BIBLIOTHÈQUE NATIONALE
R.F.
IMPRIMÉS

Ie 77
321

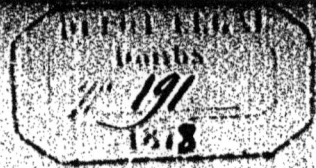

PHTHISIE PULMONAIRE

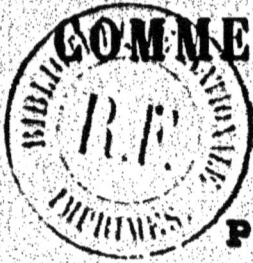

COMMENT ON LA GUÉRIT

Par Arthur RITH

DOCTEUR EN MÉDECINE.

BESANÇON,

IMPRIMERIE ET LITHOGRAPHIE DE J. JACQUIN,

Grande-Rue, 15, à la Vieille-Intendance.

1879.

PHTHISIE PULMONAIRE

COMMENT ON LA GUÉRIT

~~~

On a tant écrit sur la phthisie pulmonaire tuberculeuse, qu'il peut sembler superflu de publier un nouvel
ouvrage sur ce sujet ; mais, si l'on réfléchit que, malgré
la surabondance des matériaux qu'on possède sur cette
maladie, son traitement n'en est pas plus avancé, et que
les malheureux qui en sont atteints ne possèdent à
l'heure qu'il est que fort peu de chances de guérison,
on conviendra qu'un mémoire qui aurait le privilége
d'indiquer les causes pour lesquelles la phthisie ne guérit pas et les moyens de la guérir, serait parfaitement
accueilli du public. J'ai longuement étudié les causes
de l'apparente incurabilité de la phthisie pulmonaire ;
grâce à une méthode spéciale d'observation je suis par-
venu à découvrir pourquoi, le plus ordinairement, la
phthisie ne guérit pas, et comment elle pourrait guérir.
J'ai eu soin, dans mes études, de mettre de côté toute
idée préconçue, et de rechercher la philosophie des faits
bien observés, appartenant soit au domaine de l'his-

toire, soit à ma pratique particulière. J'ai la conviction
d'être arrivé à d'excellents résultats.

Connaître la maladie en tant que lésion matérielle et
en tant que concours de symptômes est utile assuré-
ment ; mais cette connaissance est impuissante à nous
révéler et le mécanisme de la maladie et la manière de
la combattre. On a conçu de grandes espérances sur
les révélations de l'anatomie pathologique, et pourtant
l'anatomie pathologique n'a jamais appris à guérir au-
cune maladie. Nous connaissons les lésions propres à la
phthisie pulmonaire tuberculeuse ; nous ne la guéris-
sons pas mieux pour cela. L'anatomie pathologique
nous a mis au courant des altérations matérielles spé-
ciales à la fièvre typhoïde ; son traitement n'en est pas
plus avancé. Convient-il de fonder des espérances plus
sérieuses sur les révélations du microscope ? Je ne le
pense pas. Cet instrument peut bien nous renseigner
d'une façon plus précise sur le genre de dégâts matériels engendrés par la maladie, mais, quant à nous indiquer comment il faut s'y prendre pour la guérir,
c'est une prétention qu'il ne peut revendiquer et que
les faits, d'ailleurs, détruiraient d'une façon péremp-
toire. La chimie n'est pas plus heureuse dans son am-
bition de vouloir subordonner à ses lois les lois qui
régissent les actes des tissus vivants ; quand elle veut
empiéter sur le domaine de la vie elle s'égare, et ses al-
lures de guide thérapeutique sont déplacées. Les alcalins ne guérissent pas la goutte ; ils ne guérissent pas

le diabète ; ils n'amènent la dissolution d'aucun calcul urinaire. Je pourrais multiplier aisément les exemples de l'impuissance de la chimie lorsqu'il s'agit de guérir un état morbide quelconque ; cette peine me paraît superflue, car les médecins expérimentés sont parfaitement au courant de cette impuissance.

La thérapeutique est la branche de la médecine la moins avancée ; elle est cependant la plus importante. Les malades se soucient peu des belles paroles, des phrases élégantes, riches en mots grecs ou latins ; ce qu'ils désirent avant tout, c'est la guérison. D'où vient que cette branche de notre art offre tant de lacunes? Ne serait-ce point parce que, se faisant de la maladie une idée fausse, le médecin ne peut agir contre elle qu'au hasard, sans règles, sans principes sûrs ? Je suis porté à le croire ; j'en suis même convaincu.

La connaissance des symptômes et des lésions matérielles propres à une individualité morbide n'implique pas l'idée d'une appréciation convenable de cette maladie. La tumeur cancéreuse ne constitue pas le cancer ; elle n'en est que le produit ; c'est tellement vrai que la tumeur enlevée se reproduit d'une façon désespérante. Les calculs vésicaux ne constituent pas à eux seuls une maladie, car ces calculs une fois extraits se reproduisent aussi. Le tubercule est-il à lui seul la phthisie? Je ne le crois pas. Je ne dis pas qu'enlevé il s'est reproduit ; car, très heureusement pour les malades phthisiques, la chirurgie n'a point encore osé porter sur leurs poumons l'instrument tranchant; mais on sait que le grand danger pour les malades en question réside non dans l'existence d'un tubercule isolé ni dans l'existence simultanée de plusieurs tubercules, mais dans l'état dynamique en vertu duquel les tubercules se reproduisent d'une façon désolante, ce qui est de nature à nous faire envisager le tubercule non comme étant la phthisie elle-même, mais comme étant un résultat de la phthisie. Ces exemples et tant d'autres que je pourrais citer démontrent qu'on attache une importance trop exclusive aux symptômes et aux lésions propres à une maladie; que ces symptômes et ces lésions, excellents pour délimiter les entités morbides, sont insuffisants pour révéler le mécanisme en vertu duquel la maladie naît, s'entretient, s'aggrave ou disparaît, et que la connaissance de ce mécanisme est seule capable d'indiquer au médecin la marche à suivre pour obtenir la guérison.

Les circonstances qui concourent à la production d'une maladie montrent à l'observateur trois faits corrélatifs: l'intervention d'une cause impressionnante, l'impression du système nerveux et la réaction qui suit cette impression.

Les causes impressionnantes génératrices des maladies sont très nombreuses; elles ont chacune une activité et une nature particulières, activité et nature qui donnent à l'impression qu'elles produisent et à la réaction qui en est la conséquence un cachet spécial; en d'autres termes, les caractères spécifiques de la cause productrice de la maladie impriment à celle-ci un caractère également spécifique. La cause qui produit la variole est distincte de la cause qui produit la syphilis ; celle qui engendre la fièvre typhoïde n'est point la même que celle qui donne naissance au choléra, et ainsi de suite.

Indépendamment de leur action spécifique, les causes des maladies ont encore une action qu'on peut appeler action élective ; c'est en vertu de cette action que l'influence d'une cause morbifique se fait sentir sur une portion de l'organisme plus particulièrement que sur une autre. L'action élective localise la maladie sur un organe ou sur un tissu ; l'action spécifique imprime à l'état pathologique le cachet qui permet de distinguer son individualité.

L'impression résultant de l'influence de la cause perturbatrice consiste dans une modification du système nerveux. Ce système, sorte d'intermédiaire entre les agents de tous genres qui exercent leur action sur nous et les organes placés sous son empire, peut être considéré comme étant en quelque sorte le grand ressort de la vie. Il a un pouvoir absolu sur toutes les portions de l'économie et dirige toutes les fonctions. S'il se trouve dans ses conditions normales, les solides et les liquides sont aussi dans leurs conditions normales et la santé est parfaite ; si, au contraire, une de ses parties change de modalité, aussitôt changent aussi de modalité tous les éléments qui obéissent particulièrement à cette partie. Les exemples de ce que j'avance sont si nombreux que je suis surpris qu'ils n'aient pas frappé d'une manière spéciale l'esprit des médecins et que ces derniers n'en aient pas tiré des conséquences d'une haute valeur.

Un moyen très simple de nous convaincre de l'empire du système nerveux sur l'état des organes et du rôle qu'il joue non-seulement dans la production des maladies, mais encore dans toutes les phases de leur existence, consiste à passer en revue les effets sur l'organisme des diverses influences morales ou physiques.

Les influences morales produisent sur certaines portions du système nerveux des impressions connues sous le nom générique de passions. Toute impression implique l'idée d'un changement dans la modalité, d'une perturbation dans l'état moléculaire du système nerveux, perturbation ayant un siége et des caractères spécifiques conformes à l'action élective et à la nature spécifique de la cause impressionnante. La perturbation nerveuse, appelée passion ou impression morale, n'existe jamais seule; elle entraîne constamment des troubles divers du côté du cœur, du cerveau, des poumons, des organes de la digestion et des organes sécréteurs. La joie engendre de légères palpitations, amène la rougeur du visage, augmente la chaleur et la transpiration; plus vive, elle peut produire une fièvre aiguë, la syncope et même la mort subite; ainsi on a vu mourir, de la sorte, des prisonniers rendus à la liberté, des personnes retrouvant des êtres chers qu'elles croyaient à tout jamais perdus, et d'autres au moment où elles apprenaient la nouvelle d'une succession inespérée.

Le chagrin ou la tristesse affaiblissent les mouvements du cœur, brisent l'appétit et les forces, diminuent la transpiration et les règles ; des chagrins prolongés altèrent les fonctions digestives, produisent des gastralgies, l'hydrémie et l'aglobulie, c'est-à-dire la chlorose, impriment un caractère pernicieux aux maladies régnantes, engendrent l'hystérie, l'hypocondrie, l'aliénation mentale, altèrent la sécrétion biliaire, amènent les dégénérescences des granulations hépatiques, le cancer de l'estomac, des maladies graves du cœur ; de violents chagrins déterminent immédiatement des congestions cérébrales, des hémorragies du cerveau, la monomanie, la manie aiguë et la démence.

La nostalgie est une espèce de chagrin qui consume ceux qui en sont atteints, les conduit à l'insensibilité, à la folie ou à des fièvres lentes.

La frayeur affaiblit les forces du cœur, rend le pouls incertain, produit la pâleur, le frisson, la syncope et parfois la blancheur subite des cheveux, ralentit tellement le mouvement du sang que rien ne sort de la veine coupée, supprime les hémorragies, les règles, le lait, la transpiration, brise les forces nécessaires à l'acte de la reproduction, provoque la diarrhée, l'ictère, la gangrène des parties blessées ; elle affaiblit même les forces de l'estomac et des intestins, entrave les digestions, affaiblit tellement les forces musculaires qu'il devient parfois impossible de fuir ou de se défendre ; de là un tremblement plus ou moins opiniâtre, la paralysie, l'amaurose, l'aphonie, la mélancolie persistante, la folie, l'épilepsie. Une vive frayeur produit quelquefois la mort. Les auteurs en citent des exemples.

Les accidents produits par la colère sont bien connus: accélération du pouls, rougeur du visage, chaleur, tremblement, bégaiement, accroissement considérable des forces, passage du sang par des voies étrangères, hémorragies, apoplexies, augmentation surprenante des battements du cœur, inflammations, mouvements subits de la bile entraînant le vomissement et la diarrhée, etc.

Je n'en finirais pas si je voulais relater tous les accidents produits par les impressions morales. Ces perturbations nerveuses sont capables, comme nous venons de le voir, de produire une multitude de désordres, depuis les troubles fonctionnels les plus simples jusqu'aux lésions organiques les plus graves, preuve manifeste que le système nerveux tient sous sa dépendance absolue toutes les portions de l'économie, et qu'il ne peut pas être troublé sans qu'il s'ensuive immédiatement dans l'organisme des altérations plus ou moins sérieuses.

Les influences morales ne sont pas les seules à mettre en relief l'empire du système nerveux sur l'état des organes ; les exemples tirés des maladies engendrées par les causes physiques viennent aussi confirmer cet empire.

L'impression du froid sec ou humide produit des maladies parfois très graves : la bronchite, la pneumonie, la pleurésie, la péritonite, le rhumatisme articulaire aigu, etc. Ces maladies offrent des exemples d'altérations des solides et des liquides très prononcées et très sérieuses. Il est impossible de nier ici l'impression nerveuse puisqu'elle est perçue. Certaines causes morbifiques, comme les miasmes et les virus, paraissent, je ne l'ignore pas, jeter le trouble dans l'économie sans impression perçue, sans perturbation apparente et préalable de la modalité nerveuse ; il n'en est rien pourtant, et ces causes, à l'instar de toute cause morbifique, n'engendrent les troubles des fonctions et les lésions matérielles qu'en troublant préalablement le système nerveux. Il suffit, pour le démontrer, de prouver que, dans une maladie quelconque, toute altération de tissu, toute perturbation fonctionnelle, tout phénomène morbide en un mot, se trouve sous la dépendance absolue du système nerveux.

L'aggravation des maladies par les émotions morales atteste cette dépendance ; leur aggravation par les causes physiques susceptibles de donner lieu à des sensations l'atteste également, car cette aggravation serait parfaitement impossible si le système nerveux ne jouait aucun rôle dans n'importe quelle période des maladies, si, en d'autres termes, les lésions organiques pouvaient

exister en dehors de l'influence nerveuse. La subordi-
nation des altérations matérielles à la modalité nerveuse est telle, qu'un médicament ne peut guérir une
maladie qu'à la condition de s'adresser directement au
système nerveux lui-même. On prescrit les alcalins
pour guérir la goutte, sous prétexte que la goutte est
constituée par un excès d'acide urique ou d'urates, et
cependant les alcalins ne guérissent pas la goutte, ce
qui prouve qu'entre les alcalins et l'acide urique ou les
urates il existe un intermédiaire assez puissant pour
commander à lui seul la guérison ou la non-guérison de
la goutte. On a beau conseiller aux malades dyspep-
tiques de la pepsine et de la diastase, dans le but de produire chez eux la digestion des aliments albuminoïdes
et des aliments amylacés : cette digestion ne se fait pas
parce que l'estomac, au lieu d'être une cornue, est un
organe vivant, c'est-à-dire pourvu de nerfs, et que ceux-
ci rétablissent ou altèrent les fonctions digestives suivant que les impressions qu'ils éprouvent ont tel ou tel
caractère. On a beau donner à une jeune fille chloro-
tique des quantités de fer considérables, on ne guérit
pas toujours la chlorose et souvent même on l'aggrave,
parce que, entre le fer et les expressions de la chlorose,
il existe un intermédiaire avec la puissance duquel il
faut compter, intermédiaire qui produit la guérison de
la chlorose par le fer ou son aggravation par le même
agent, selon les conditions particulières des impressions
qu'il en éprouve. Le défaut d'alcalinité du sang parais-

sant à quelques auteurs la cause de la combustion in-
complète du sucre dans le diabète, on a conseillé contre
cette maladie l'usage des alcalins ; d'autres, regardant
la maladie comme étant le résultat de la surabondance
de la glycose dans l'organisme, excluent du régime des
diabétiques tout aliment pouvant fournir du sucre ;
mais on ne guérit le diabète par aucun de ces moyens,
parce qu'on rencontre sans cesse devant soi une barrière qui se soucie fort peu des théories chimiques :
cette barrière, c'est le système nerveux. On enlève une
tumeur cancéreuse, mais on n'enlève pas le cancer ;
on pourrait au besoin enlever une portion de poumon
tuberculeuse ; on n'enlèverait pas la phthisie. Quand le
chirurgien s'évertue à introduire des bougies dans l'u-
rètre rétréci, dans le but de le dilater ; quand, pour arriver au même but, au lieu de bougies il emploie soit les
dilatateurs métalliques, soit la cautérisation, soit l'instrument tranchant, il agit comme si les lésions avaient
une existence tout à fait propre ; mais les insuccès qu'il
obtient et les accidents qu'il fait naître sont de nature
à lui apprendre que les altérations de l'urètre ne sont
pas des altérations purement physiques, et que nos tissus ne s'accommodent pas de ces moyens barbares que
la raison flétrit et que l'expérience condamne.

Les considérations dans lesquelles je viens d'entrer
démontrent que toutes les causes morbifiques agissent
en produisant une perturbation nerveuse, que les troubles fonctionnels et les altérations organiques les plus

simples comme les plus graves sont la conséquence de cette perturbation, lui sont subordonnés dans toutes les phases de leur existence et ne peuvent disparaître qu'avec elle. Le cachet de la cause donne à la maladie son cachet spécifique, voilà tout. Les troubles des fonctions et les lésions matérielles ne sont donc pas la maladie ; ils n'en sont que les expressions ; de là, l'impuissance de l'anatomie pathologique, de la physique et de la chimie, à nous révéler le mécanisme essentiel des maladies et la manière de les combattre.

Les détails qui précèdent expliquent pourquoi je n'attache pas une importance énorme à l'étude du tubercule dans la phthisie. Cette production ne peut être à mes yeux la maladie elle-même ; elle n'en est que le résultat. Ce résultat a certainement sa valeur. La présence du tubercule indique l'existence d'une perturbation nerveuse spécifique des voies respiratoires ; les phases qu'il traverse indiquent les périodes de la maladie. Nous verrons plus loin comment la phthisie pulmonaire s'aggrave ; nous devinons en partie dès à présent le traitement qui lui convient.

Maintenant que nous connaissons le mécanisme général de la production des maladies, il nous reste à faire ressortir la distance qui sépare les maladies aiguës et les maladies chroniques, à examiner les caractères les plus importants de celles-ci et à en tirer des conclusions au point de vue thérapeutique.

L'impression énergique et de courte durée engendre

la maladie aiguë. L'intensité de cette impression peut aller jusqu'à déterminer des troubles fonctionnels et des lésions organiques incompatibles avec la vie, mais il arrive parfois qu'elle ne va point jusqu'à produire des résultats aussi graves ; alors tout rentre dans l'ordre au bout d'un temps plus ou moins long. Supposons à la cause morbifique une énergie beaucoup moindre : la perturbation nerveuse qu'elle produira et tous les accidents ultérieurs seront moindres également. Supposons que cette même cause vienne à agir de nouveau un peu avant que l'économie ait repris ses conditions primitives, les accidents se reproduiront un peu plus intenses et demanderont un peu plus de temps pour disparaître ; que cette cause intervienne de loin en loin, mais à des époques assez rapprochées pour que les tissus n'aient pas eu le temps de revenir à leur état normal, il n'y aura aucun motif pour que la maladie ait une fin ; il y en aura, au contraire, beaucoup pour qu'elle s'aggrave sans cesse, et qu'elle dure un temps très considérable ; c'est le cas de la maladie chronique. Ainsi la répétition fréquente de la même impression engendre la maladie chronique, l'entretient et l'aggrave.

Ce n'est pas en buvant une ou deux fois seulement de l'absinthe qu'on arrive aux désordres permanents ou chroniques produits par cette liqueur ; ce n'est pas à la suite de quelques chagrins seulement qu'on voit survenir ces troubles graves et désespérants qu'on remarque du côté du cerveau ou des voies digestives, etc. Non,

pour que la maladie devienne chronique, il faut que sa
cause agisse pendant longtemps ; ajoutons qu'il est indispensable aussi qu'elle agisse d'une façon irrégulière. En effet, si le système nerveux a le précieux privilége de ressentir les impressions les plus légères, il a
aussi la prérogative non moins précieuse de *s'accoutu-
mer* à toutes les impressions qui ne dépassent pas certaines limites et qui se répètent pendant longtemps avec
une grande régularité ; il perd en quelque sorte l'aptitude à être troublé par ces impressions ; de là, la possi-
bilité de guérir une maladie en répétant et en régularisant l'action de la cause qui lui a donné naissance. Je
ne crois donc pas m'aventurer en disant que la maladie
chronique est une habitude irrégulière de l'organisme,
et que la méthode de traitement la plus rationnelle
qu'on puisse lui opposer consiste à la transformer en
une habitude régulière, habitude incompatible avec
les perturbations nerveuses, les troubles fonctionnels
et les lésions organiques.

Si la perturbation du système nerveux et les désordres matériels qui peuvent en être la conséquence
ont pour condition essentielle d'existence l'irrégularité
dans le mode d'action de leur cause, il est vrai de dire
aussi que le système nerveux soumis pendant longtemps
à une impression régulière, s'il perd l'aptitude à en
être troublé et à troubler par conséquent les fonctions
des organes placés sous son empire, perd en revanche
cette impassibilité lorsque la même impression cesse

d'agir sur lui, éprouve les mêmes troubles et provoque alors les mêmes désordres que si ladite impression s'exerçait sur lui pour la première fois ; de là l'obligation de ne jamais rompre l'habitude même la plus régulière, sous peine de voir survenir dans l'économie des troubles plus ou moins graves.

La maladie chronique, une fois engendrée, s'aggrave aussi par les impressions perturbatrices ordinaires, quelle que soit leur nature, ce qui indique la parfaite solidarité des organes. Nous voyons, par exemple, les variations de la température, les excès alcooliques, les privations, les émotions morales, les médicaments énergiques, exercer une influence fâcheuse sur la phthisie pulmonaire et sur toutes les maladies chroniques en général.

Les maladies aiguës et les maladies chroniques ont plus d'un trait de ressemblance. Les unes et les autres ont une origine commune : l'impression nerveuse ; elles s'aggravent par le même mécanisme : l'addition d'impressions nouvelles, et disparaissent par un procédé identique : l'annihilation de la perturbation nerveuse.

Les détails dans lesquels je suis entré étaient indispensables pour nous donner une idée rationnelle de la phthisie pulmonaire tuberculeuse et nous permettre de découvrir son traitement curatif. On a eu tort jusqu'à présent de ne pas accorder une attention suffisante aux liens qui unissent les maladies les unes aux autres, de considérer chacune d'elles comme un être à part,

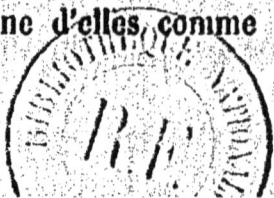

n'ayant pour ainsi dire avec l'organisme d'autre rapport que celui qui résulte de sa présence au milieu de lui, vivant d'une vie particulière, ayant une origine propre et mystérieuse, se traduisant par des lésions et des troubles spéciaux, et de considérer ces troubles et ces lésions comme constituant toute la maladie. Cette notion fausse de la maladie devait conduire fatalement à l'empirisme le plus brutal, car elle excluait toute base rationnelle de thérapeutique. Elle a conduit les médecins à la recherche des spécifiques, non pas des spécifiques comme je les entends, s'attaquant directement au mécanisme générateur de la maladie et se distinguant les uns des autres par une aptitude spéciale à agir sur une portion de l'économie plutôt que sur une autre, mais à la recherche des spécifiques impossibles, c'est-à-dire des agents combattant les lésions organiques, les produits morbides, par une vertu mystérieuse et fatale. Ces spécifiques n'ont jamais existé et n'existeront jamais.

COROLLAIRES.

La cause morbifique amène une perturbation dans la modalité nerveuse.

La perturbation d'une portion du système nerveux entraîne des troubles fonctionnels et souvent des altérations matérielles dans les organes placés directement sous son influence.

La nature des troubles fonctionnels et des lésions organiques est subordonnée à la nature de leur cause.

Les troubles des fonctions et les altérations matérielles suivent toutes les phases de la perturbation nerveuse, lui sont entièrement subordonnés et ne peuvent disparaître qu'avec elle ; en d'autres termes, la maladie est essentiellement nerveuse à son origine et pendant toute sa durée, et les lésions organiques ne sont point la maladie, mais le résultat, les expressions de la maladie.

Je suis, je l'avoue, déchargé d'un grand poids. Je sais maintenant ce qu'est réellement la phthisie pulmonaire tuberculeuse, par quel mécanisme elle prend naissance, comment elle s'entretient, comment elle s'aggrave et comment elle peut disparaître. Elle est un trouble nerveux spécifique, cela me suffit. Avec cette notion je n'ai plus besoin d'agir à l'aventure ni de courir à la recherche d'introuvables spécifiques ; mon but est tout tracé, parce que je connais le caractère du système nerveux, tandis qu'avec les idées ordinaires sur la phthisie je marchais sans critérium et sans boussole, torturant de mille façons, par la pensée, par les instruments de physique et par les agents chimiques, le malheureux tubercule, dans l'espérance de lui trouver un antidote, un adversaire terrible et sûr, adversaire que je n'aurais jamais trouvé, pour la raison très simple que le tubercule n'est pas la phthisie, mais le produit de la phthisie.

Les données qui précèdent nous enseignent clairement que le médecin ne peut guérir la phthisie qu'à la condition formelle d'éteindre dans l'organisme toute perturbation nerveuse existante. Cette tâche est difficile, en raison de la grande sensibilité de nos tissus et aussi en raison de la multiplicité des impressions qui agissent sur nous, mais elle n'est pas insurmontable, grâce à la prérogative que possède le système nerveux de s'habituer aux influences qui s'exercent sur lui d'une façon longue et régulière. Le moyen d'éteindre les troubles nerveux existants découle de cette prérogative; il consiste donc *à mettre de côté toute influence qui agit sur le corps depuis peu et à régulariser toutes les influences qui agissent sur lui depuis longtemps*. Ces influences sont de deux sortes, les unes morales, les autres physiques.

Les influences morales jouent un rôle immense dans la production et dans l'aggravation des maladies. Les mettre de côté toutes est impossible, les régulariser, les doser en quelque sorte, n'est pas moins difficile, surtout chez les malheureux aux prises avec la misère et les chagrins qu'elle entraîne; il leur faut une énergie et un courage bien grands pour dominer les impressions morales qui assombrissent leur existence. L'homme favorisé d'une grande aisance n'est pas à l'abri des influences du même genre; il en est de ter-

ribles qu'il ne peut ni éviter ni dompter et qui de-
viennent des obstacles insurmontables à sa guérison.
Combien sont meilleures les conditions du malade auquel sourit la fortune et auquel rien ne manque, excepté
les tribulations morales de la vie ! Ici la tâche du médecin
est de beaucoup réduite, car il n'a plus qu'à s'occuper
de réglementer l'action des influences physiques. Se
soustraire aux émotions morales, ou, si on ne peut les
éviter, les maîtriser, les doser, pour ainsi dire, est indispensable à la personne qui désire recouvrer une
santé depuis longtemps perdue. Il faut, je l'ai dit, pour
en arriver là, une volonté énergique, un grand empire
sur soi-même ! Mais cette énergie et cet empire sont
absolument nécessaires, sinon les soins les mieux or-
donnés n'aboutiraient à rien.

Les influences physiques sont plus faciles à éviter ou
à régulariser. Je passerai en revue les plus importantes,
celles qui ont trait aux climats, aux vêtements, aux exercices corporels, aux aliments et aux boissons.

Le malade atteint de phthisie doit-il quitter son climat
pour aller vivre dans un autre où il trouvera une température plus douce et des variations atmosphériques
moins brusques ? Les uns disent oui, les autres disent
non ; ceux-ci sont les moins nombreux ; pour moi, je
considère ces déplacements comme pouvant entraîner
des conséquences fâcheuses. Quand l'organisme est habitué à certaines conditions climatériques, la raison en-
seigne qu'il ne faut pas les changer, et je ne sache pas

que l'expérience ait en cela contredit la raison. Est-il bien prouvé que les malades des pays du nord, qui vont séjourner pendant l'hiver à Nice, à Cannes, à Menton, à Pau, à Rome, à Pise, à Naples, à Madère, guérissent mieux que dans leur propre pays? Rien ne l'indique. J'ai entendu dire plusieurs fois que des malades déplacés de la sorte avaient vu leur position empirer rapidement. Un tel résultat n'aurait rien de surprenant. Lorsque l'organisme est atteint d'une maladie aussi grave que l'est la phthisie pulmonaire tuberculeuse, on conçoit le trouble dans lequel doit se trouver le système nerveux ; changer en pareil cas les conditions climatériques auxquelles le malade est habitué, c'est aggraver la perturbation nerveuse avec toutes ses conséquences de deux manières : 1° en retirant au système nerveux des impressions dont il avait l'habitude ; 2° en lui procurant des impressions nouvelles. Agir ainsi, c'est aller à l'encontre du but qu'on se propose. Le plus sage est de laisser le malade vivre dans le milieu où il a vécu, de lui conseiller d'éviter les variations brusques de température, de doser pour ainsi dire l'action du milieu où il vit et de la régulariser le mieux possible. Si la demeure qu'il habite est exposée au nord, il ne la quittera pas pour en habiter une autre exposée au midi, et réciproquement. Sanctorius rapporte qu'un criminel tomba malade au sortir d'un cachot infect et ne guérit que lorsqu'il fut replongé dans l'air impur auquel il était depuis longtemps habitué. Cet exemple et beaucoup d'autres que je pourrais citer montrent parfaitement l'empire de l'habitude sur l'organisme.

On a assez la coutume de conseiller aux malades atteints de phthisie pulmonaire de porter, en hiver surtout, des vêtements très chauds, sous prétexte encore qu'une température élevée est une condition essentielle de guérison. Ce prétexte n'a rien de sérieux. Le plus prudent pour le malade est de se conformer, à chaque saison, à ses habitudes sous le rapport des vêtements, en tant toutefois que ces habitudes ne l'exposent point à des variations brusques de température.

Quant à la flanelle, je ne vois pas trop ses avantages et elle ne manque pas d'inconvénients. Le mieux est de ne pas s'y habituer : elle n'a guéri personne. Il va sans dire qu'on respectera l'habitude de ce vêtement si on l'avait contractée.

Les exercices corporels, en raison de l'activité qu'ils impriment aux organes, activité qui est certainement une cause d'usure, mais qui le devient bien davantage si elle ne s'exerce pas dans des conditions particulières, exigent de la part du médecin une grande sollicitude. Le malade habitué au travail, et dont les forces ne seront pas notablement affaiblies, se livrera à son travail ordinaire pendant un temps parfaitement déterminé chaque jour, en ayant soin de ne jamais le pousser jusqu'à la fatigue. Le travail sera mis en pratique également tous les jours, mais à dose plus faible, si je puis parler ainsi, et toujours régulière, par les personnes

plus débilitées que les précédentes ; enfin il sera mis
de côté d'une façon complète par celles qui n'en ont pas
véritablement l'habitude ou qui ne pourraient s'y livrer
à cause de leur état de faiblesse. Les mêmes conseils
sont à suivre en ce qui concerne les promenades. Les
malades qui pourront en faire et qui en ont l'habitude
feront sagement de ne pas les supprimer ; elles les feront quels que soient la température et l'état du ciel et
leur donneront toujours la même durée, durée qu'il est
convenable de ne pas pousser assez loin pour que fatigue s'ensuive ; je parle des promenades à pied. Les
voyages en voiture et en chemin de fer sont dangereux,
non-seulement par les secousses qu'ils impriment au
corps, mais encore parce qu'ils ont le grand inconvé-
nient d'entraîner, sous le rapport de l'air, des aliments
et des boissons, des changements d'habitudes propres à
aggraver la maladie. Il s'agit, on le comprend, de voyages à une certaine distance.

Convient-il, dans le cas de phthisie, de se coucher de
bonne heure et de se lever de même, ou est-il préféra-
ble, en thèse générale, de se coucher tôt et de se lever
tard ? Le meilleur conseil qu'on puisse donner, à mon
avis, est de se coucher et de se lever aux mêmes heures
tous les jours ; le malade y trouvera un double avan-
tage, d'abord celui d'avoir une température aussi régulière que possible, ensuite celui d'avoir toujours la
même somme de travail et de repos, deux conditions
très précieuses dans une maladie aussi grave.

J'aborde la grande question des aliments et des boissons. Il règne à leur égard des préjugés si singuliers
et si bien enracinés que je vais paraître original et té-
méraire en tentant de les détruire. Les maladies chroniques aboutissent toutes à la cachexie, à l'anémie la
plus prononcée : c'est un fait connu ; aussi ne manque-
t-on jamais de conseiller aux personnes qui en sont
atteintes l'usage du bouillon de bœuf, des viandes noires rôties ou même crues et des vins réputés les plus
riches en alcool et en tannin, sous prétexte que le bouillon, les viandes noires et les vins en question possèdent
des vertus toniques non douteuses. Ce prétexte est-il
fondé? Je ne le crois pas. Considérons d'abord les viandes en général. On a vu des personnes n'ayant presque
jamais mangé de viande arriver néanmoins à un âge
très avancé ; de nos jours encore, celles qui n'en font
qu'un très rare usage ne sont pas plus faibles que les
autres; il y a mieux, les hommes adonnés à la bonne
chère ont, en général, une santé moins belle que ceux
qui vivent d'aliments fort simples dans lesquels la viande
manque le plus souvent. L'introduction de la viande
dans le régime alimentaire n'a d'autre origine que des
appétits dépravés. Les végétaux paraissent moins propres à la rénovation de nos tissus que les substances
tirées du règne animal; il n'en est rien. L'organisme,
quelles que soient les conditions dans lesquelles il se
trouve, n'emprunte jamais à un aliment tiré de l'un ou
de l'autre règne toute la quantité de principes nutritifs

qu'il renferme, sans quoi le sang serait rapidement réparé. Les substances alimentaires, quelle que soit leur origine, contiennent donc véritablement plus de principes réparateurs que l'économie n'en absorbe pour ses besoins : de là vient qu'il n'est pas indispensable, pour rendre au sang un peu d'albumine, de fibrine et autres éléments, de faire usage de substances extrêmement riches en ces éléments. Un prêtre de la campagne m'a raconté qu'un de ses paroissiens, plongé dans une misère profonde, était mort à l'âge de cent quatre ans, n'ayant guère mangé pendant les quarante dernières années de sa vie que du pain noir et bu de l'eau. Il est fort probable que des mets succulents, employés dans les conditions larges et fort peu régulières que favorise une grande fortune, ne l'auraient point conduit à un âge aussi avancé. On peut dire que le corps s'habitue à toutes les nourritures et qu'il peut recouvrer ses forces avec une nourriture végétale aussi bien qu'avec une nourriture animale, s'il sait faire de l'une ou de l'autre un usage convenable. Il est très heureux qu'il en soit ainsi, car, s'il en était autrement, le pauvre serait condamné à une fin rapide et la santé serait le privilége de la fortune. On peut donc dire qu'aucun aliment n'est tonique à l'exclusion des autres, que chaque aliment renferme en lui-même des principes réparateurs suffisants, et que les effets qu'il produit sur l'économie sont subordonnés à l'usage que l'on en fait. Ces vérités une fois connues, le meilleur conseil qu'on puisse donner aux malades atteints do phthisie pulmonaire, c'est de se conformer le plus possible à leurs habitudes sous le rapport de l'alimentation, d'éviter les excès, de prendre chaque jour la même quantité d'aliments. Quant à la qualité, il convient, dans le but d'éviter le dégoût résultant ou pouvant résulter de l'usage continu des mêmes substances, de les varier, mais d'une façon périodique, ce mode d'emploi constituant une régularité véritable. Le malade qui aurait le courage d'user d'une nourriture uniforme, en tant toutefois que cette uniformité ne constituerait pas une dérogation trop profonde à ses habitudes, arriverait certainement plus vite à la guérison ; mais un pareil courage est bien rare.

Les vertus toniques du vin en général me paraissent tout à fait imaginaires. Le corps s'use, arrive à la débilité, à l'anémie, à la cachexie, à la décrépitude, à la mort, plus ou moins rapidement par le fait des impressions qui l'assaillent de toutes parts pendant la vie. Combien seraient précieuses les qualités fortifiantes du vin si elles étaient réelles ! Hélas ! il n'en est rien. On a vu et on voit encore des cas de longévité extraordinaires chez des personnes n'ayant presque jamais bu de vin ou n'en buvant presque jamais, et, chose bien digne de remarque, il est d'observation que les hommes qui font un grand usage du vin ne sont point ceux qui vivent le plus longtemps. Les excès, me dira-t-on, sont nuisibles en toutes choses ; d'accord ; mais il importe de bien spécifier ce qu'on entend par excès. On fait excès d'une substance, quand l'usage que l'on fait de cette substance dépasse en plus ou en moins l'usage que l'on en fait ordinairement. Afin d'apprécier l'excès à sa juste valeur, il convient d'observer les effets d'une substance sur une personne qui n'a pas l'habitude de ladite substance; il est question, dans le cas particulier, on le comprend, de l'excès en plus, excès le plus commun. Le vin employé dans ces conditions agace les nerfs, trouble les organes et leurs fonctions et provoque une espèce de surexcitation qui en impose; mais cette surexcitation n'est pas la force, n'est pas une restauration, n'est pas la santé; c'est un trouble, c'est une atteinte portée à la résistance organique, c'est un pas vers la tombe. Le vin employé d'une façon très régulière, c'est-à-dire sans excès ni dans un sens ni dans l'autre, semble, *à la longue*, rendre les forces perdues, paraît avoir en un mot des vertus toniques. On aurait tort pourtant de le penser; car, du moment qu'il ne semble donner des forces qu'à la condition d'être employé *pendant longtemps et régulièrement*, c'est-à-dire à la condition de cesser de troubler l'organisme, à la condition de perdre toute vertu par l'habitude, il devient évident qu'il n'est pas un tonique.

Le vin est une boisson plus ou moins agréable, ayant une composition particulière, douée d'une action élective et spécifique sur le cerveau, action qui n'est ni tonique ni débilitante, mais qui paraît devenir l'une ou l'autre, suivant l'usage qu'on en fait; voilà ce qu'est le

vin, rien de plus. On peut vivre longtemps, très longtemps même, sans boire de vin ; le doute est impossible
à cet égard ; de même qu'on peut, toutes choses égales
d'ailleurs, parcourir une longue carrière en buvant chaque jour une quantité de vin considérable, pourvu qu'on
arrive très lentement à cette quantité et qu'on en fasse un
usage très régulier. Si le malade atteint de phthisie a
l'habitude de boire chaque jour une grande quantité de
vin, on respectera cette habitude et on se contentera de
la régulariser. Si, depuis longtemps, il ne boit jamais
de vin, soit qu'il n'en ait jamais bu, soit que, par suite
de préjugés ayant cours et enseignant que cette boisson
est nuisible dans les affections bronchiques et pulmonai-
res, il ait cru devoir s'en priver, on respectera encore
cette habitude, sans respect aucun pour les préjugés
qui l'ont fait naître. Si le malade boit ordinairement un
vin de médiocre qualité, on se gardera de lui dire de
faire usage d'un vin de qualité supérieure, sous le prétexte que ce dernier étant plus tonique convient mieux
à un organisme débilité. Ce prétexte ne repose sur rien
de solide. On agira de même à l'égard de toutes les autres habitudes ; au lieu de les supprimer, on les régu-
larisera.

En résumé, la phthisie pulmonaire tuberculeuse est
un trouble nerveux spécifique entraînant des désordres
matériels également spécifiques. Ces désordres, intime-
ment liés à la perturbation nerveuse, suivent toutes ses
phases, diminuent, s'aggravent ou disparaissent avec

elle, de sorte que le traitement véritablement curatif de la phthisie est celui qui a la propriété de combattre le trouble nerveux qui la constitue. Ce traitement comporte deux sortes de moyens : le premier consiste à éteindre la perturbation nerveuse en régularisant pendant longtemps toutes les impressions qui s'exercent sur le corps, en vertu de ce principe consacré par l'expérience, que les impressions qui se répètent longtemps avec régularité cessent de devenir des impressions perturbatrices ; le second moyen consiste à employer des médicaments possédant réellement la vertu de calmer l'état spasmodique, l'état nerveux en général. Il va sans dire qu'il convient de choisir de préférence parmi eux ceux qui ont une action élective sur les voies respiratoires, et qu'il importe, en raison de la grande sensibilité de nos tissus, de les employer avec beaucoup de prudence.

Ce traitement m'a donné de très beaux résultats. J'ai la conviction profonde, d'abord qu'il est rationnel, ensuite qu'il est le seul qui puisse réellement guérir la phthisie. On se tromperait grandement si on croyait qu'on peut guérir cette maladie en un temps très court. Toute maladie chronique, se développant avec lenteur, ne peut disparaître que lentement. Je ne crois pas me tromper en affirmant qu'il faut, suivant la gravité du cas, de trois à cinq ans pour triompher de la phthisie. Malheur au malade qui, ambitieux d'obtenir une guérison plus rapide, abandonne des soins sages et éclairés, change à chaque instant de médication et augmente sans cesse l'énergie des médicaments qu'il emploie ; la mort toujours, et souvent une mort prompte, couronne son imprudence. On ne saurait trop conseiller aux malades la patience, la persévérance, l'énergie, le courage, et leur faire comprendre qu'un traitement chronique habilement conçu, dirigé et exécuté, est le seul qui puisse les guérir. Je serais heureux si j'avais pu convaincre mes lecteurs et contribuer de la sorte à soustraire à la mort de nombreuses victimes.

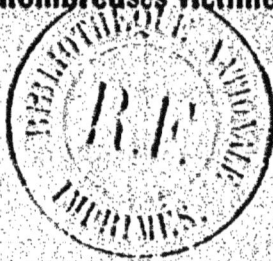

BIBLIOTHÈQUE NATIONALE
R. F.
IMPRIMÉS

BESANÇON, IMPR. J. JACQUIN.

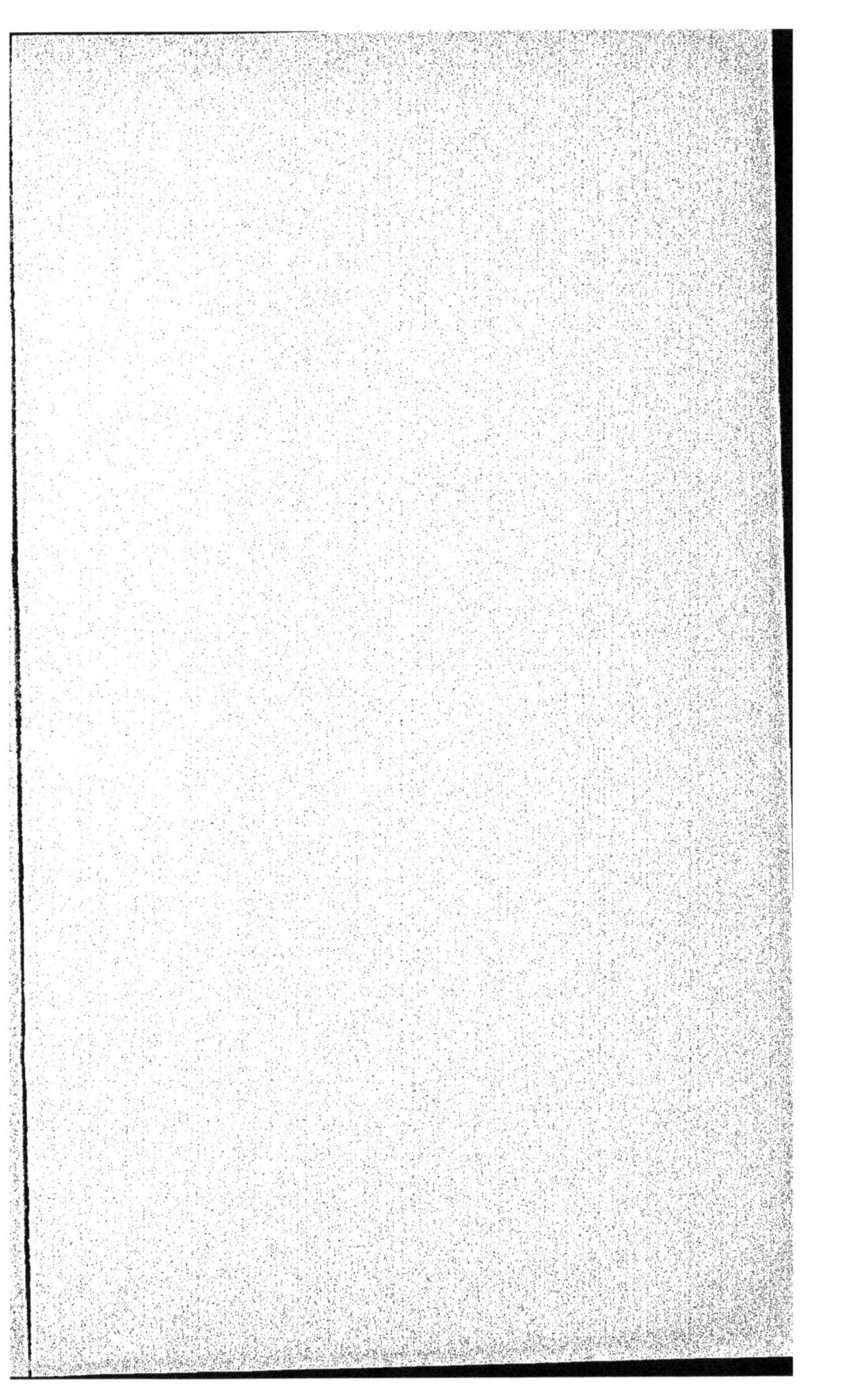

www.ingramcontent.com/pod-product-compliance
Lightning Source LLC
Chambersburg PA
CBHW070716210326
41520CB00016B/4370

9 782011 287755